布鲁氏菌病
防控知识问答

主 审　郭京萍
主 编　姜 海
副主编　徐卫民　米景川
　　　　秦玉明　邹 洋

人民卫生出版社
·北京·

版权所有，侵权必究！

图书在版编目（CIP）数据

布鲁氏菌病防控知识问答 / 姜海主编 . —— 北京：
人民卫生出版社，2021.1（2024.5 重印）

ISBN 978-7-117-31188-5

I.①布… II.①姜… III.①布鲁氏菌病 – 防治 – 问
题解答 IV.①R516.7-44

中国版本图书馆 CIP 数据核字（2021）第 019727 号

人卫智网	**www.ipmph.com**	医学教育、学术、考试、健康，购书智慧智能综合服务平台
人卫官网	**www.pmph.com**	人卫官方资讯发布平台

布鲁氏菌病防控知识问答
Bulushijunbing Fangkong Zhishi Wenda

主　　编：姜　海
出版发行：人民卫生出版社（中继线 010-59780011）
地　　址：北京市朝阳区潘家园南里 19 号
邮　　编：100021
E - mail：pmph @ pmph.com
购书热线：010-59787592　010-59787584　010-65264830
印　　刷：北京铭成印刷有限公司
经　　销：新华书店
开　　本：889 × 1194　1/32　印张：4
字　　数：68 千字
版　　次：2021 年 1 月第 1 版
印　　次：2024 年 5 月第 4 次印刷
标准书号：ISBN 978-7-117-31188-5
定　　价：35.00 元

打击盗版举报电话：**010-59787491**　**E-mail：WQ @ pmph.com**
质量问题联系电话：**010-59787234**　**E-mail：zhiliang @ pmph.com**

《布鲁氏菌病防控知识问答》
编写委员会

主　审　郭京萍

主　编　姜　海

副主编　徐卫民　米景川　秦玉明　邹　洋

编　委　（以姓氏笔画为序）

　　　　毛玲玲　邢智锋　刘晓丽　米景川

　　　　安翠红　李兰玉　杨向东　邹　洋

　　　　张红芳　范锁平　范蒙光　帖　萍

　　　　姜　海　秦玉明　徐卫民　高　辉

　　　　董　浩

插　图　吴　旻　何知源　周婕妤　潘一诺

序

布鲁氏菌病是一种人畜共患病,是《中华人民共和国传染病防治法》规定报告的乙类传染病,也是世界上很多国家面临的公共卫生问题。布鲁氏菌病曾在我国20世纪50年代广泛流行,严重影响我国人民健康和畜牧业发展。在党和政府的领导下,经过多部门和专业机构大力配合,加大防控力度,采取一系列综合防治措施,布鲁氏菌病疫情在70年代得到了有效控制。

随着社会发展,我国经济转型后发生了很大变化。在牧区和非牧区的家畜饲养量都在逐渐增大,肉食、奶产品和皮毛加工业交易频繁,加之有些地区宣传防护知识和防疫力度不够,以及现代物流通畅便捷等原因,使布鲁氏菌病已不再是发生在牧区流行的特有病种。近年来,人们食用被污染未经消毒的生奶、肉食导致发病的案例时有发生。由于布鲁氏菌病病死率不高,很难引起人们的重视,我国部分地区出现了布鲁氏菌病疫情回升态势。

布鲁氏菌病造成的危害是双重的。人患此病后,如误时误治或反复发病会转为慢性累及多个器官,从而完全丧失劳动能力甚至生命,同时,也极易造成因病返贫现象。家畜患病会出现流产、繁殖成活率降低、产奶量和畜肉量下降等情况,造成巨大的经济损失。

中国地方病协会布鲁氏菌病专业委员会根据疫情发展态势,为加强一线专业人员防控布鲁氏菌病能力,提高诊疗技术,2020 年初出版的《布鲁氏菌病诊疗及防控手册》深受防控一线人员欢迎,随后又在主任委员姜海和副主任委员徐卫民的带领下,我们组织专家编写了《布鲁氏菌病防控知识问答》。该书以图文并茂、通俗易懂的形式为大众提供实用的防控知识点,为加强大众自身防护和开展健康教育提供帮助。

本书的参编人员均为医疗、疾控和畜牧兽医防疫专家,在布鲁氏菌病防治战线上工作多年,有着丰富经验。希望这本书的出版,能够在大众中建立积极的防护意识,改善危害健康的行为,最大限度地保护个人、家庭和社会安全。

中国地方病协会会长

郭京萍

2020 年 12 月

前　言

拥有健康不一定拥有一切，失去健康必定失去一切。没有疾病不一定就是健康，有了疾病就一定没有健康。

健康是促进人的全面发展的必然需求，是经济社会发展的基础条件。实现国民健康长寿，是国家富强、民族振兴的重要标志之一，也是全国各族人民的共同愿望。

布鲁氏菌病曾在世界范围内广泛流行，是全球特别是发展中国家面临的严重公共卫生问题之一。但是，自20世纪90年代中期以来，随着畜牧业的迅猛发展，以及畜和畜产品远距离流通的日益普遍，群众防病意识与知识的不足，使人畜布鲁氏菌病疫情出现了反弹，进入21世纪后疫情更是大幅回升。

近年来，我国部分地区出现群体性布鲁氏菌抗体阳性事件，人食用被布鲁氏菌污染的未经消毒的生鲜乳、未熟透的牛羊肉等食品而感染发病的案例时有发生。

在当前形势下，让广大读者和农牧民朋友了解更多的布鲁氏菌病防控知识十分必要。只有公众的布鲁氏菌病防控知识水平提高了,自觉开展防控工作,才能有效地将布鲁氏菌病的危害降到最低。为了满足广大农牧民朋友对健康知识的渴求,全国近20位知名学者与基层专家共同编写完成《布鲁氏菌病防控知识问答》,全书从布鲁氏菌病的基本知识、传染源、传播途径、诊断与治疗、消毒防护、畜间防控、健康教育以及相关政策等角度出发,以问答的形式,图文并茂,通俗易懂,相信一定会为广大读者所接受。

本书也可作为广大基层卫生、畜牧兽医防治工作者开展布鲁氏菌病防控基本理论和基本技能培训之用。

编者

2020 年 12 月

目　录

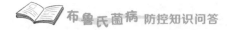

第二篇　感染篇

第三篇　临床篇

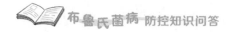

第四篇　防护篇

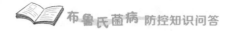
第五篇　畜间防控篇

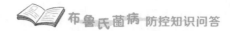

第六篇　消毒篇

第七篇 政策篇

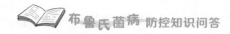

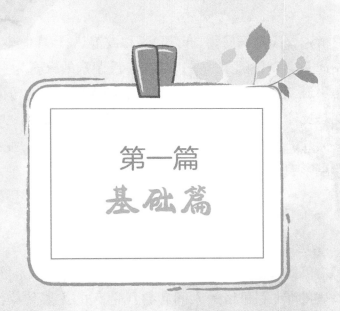

第一篇

基础篇

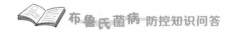

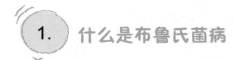

1. 什么是布鲁氏菌病

布鲁氏菌病简称"布病",又称波浪热、马耳他热、地中海热。布鲁氏菌病是以患布鲁氏菌病的家畜为主要传染源,由布鲁氏菌侵入机体引起的人兽共患的传染 – 变态反应性疾病。临床上以长期发热、多汗、乏力、关节疼痛、肝脾及淋巴结肿大为特点,因患者多有乏力症状,严重影响劳动能力,人们俗称"蔫巴病""懒汉病"。

2. 布鲁氏菌病的主要传染源有哪些

布鲁氏菌病是一种人兽共患的传染病,患布鲁氏菌病的羊、牛和猪是人间布鲁氏菌病的主要传染源。鹿、骆驼、犬等其他动物居次要地位。在我国北方大部分地区,羊、牛是主要传染源。而在广东、广西地区,猪也是传染源。值得注意的是,近年来发现,有些养

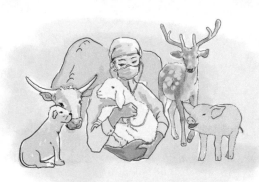

鹿场也有布鲁氏菌病疫情出现。目前认为,人与人之间发生传染的情况比较罕见。

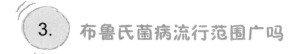

3. 布鲁氏菌病流行范围广吗

布鲁氏菌病是全球性疾病,世界上有约 170 个国家和地区报告人畜间布鲁氏菌病疫情。

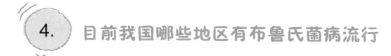

4. 目前我国哪些地区有布鲁氏菌病流行

全国绝大多数省份有人间布鲁氏菌病的发病报告。目前,北方省份为布鲁氏菌病的主要流行区,报告发病率前 5 位的省份依次是内蒙古、宁夏、新疆、黑龙江和山西。

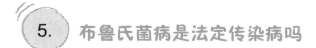

5. 布鲁氏菌病是法定传染病吗

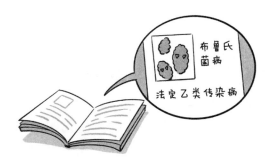

布鲁氏菌病是《中华人民共和国传染病防治法》

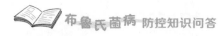

规定报告的乙类传染病。

 6. **布鲁氏菌病属于几类动物疫病**

我国农业农村部将布鲁氏菌病列为二类动物疫病,世界动物卫生组织将其列为法定报告动物疫病。

 7. **发现布鲁氏菌病疫情要上报吗**

布鲁氏菌病是《中华人民共和国传染病防治法》规定报告的乙类传染病,各级各类医疗机构、疾病预防控制机构执业人员和乡村医生、个体开业医生发现疑似、临床诊断和确诊的布鲁氏菌病病例,要按照规定于 24 小时内填写传染病报告卡并通过中国疾病预防控制信息系统中的传染病报告信息管理系统进行网络报告。

 8. **布鲁氏菌病是一种新发的传染病吗**

布鲁氏菌病不是新发传染病。早在 1860 年,Morston 就对该病做了系统描述,1887 年,英国军医 Bruce 首次分离到羊种布鲁氏菌。在我国,《黄帝内经》《金匮要略》《伤寒论》《温病条辨》等均有类似布鲁氏菌病临床体征的描述。1949 年前,布鲁氏菌病已在我国人畜间存在和流行。

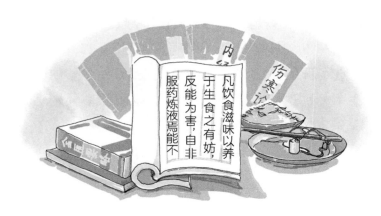

9. 我国人间布鲁氏菌病的历史流行情况如何

20 世纪 50—60 年代，我国人间布鲁氏菌病严重流行，70 年代起疫情逐渐下降，80 年代和 90 年代初期疫情得到了基本控制，90 年代中期后疫情呈回升趋势，21 世纪后疫情回升趋势愈加严重，2014 年，人间布鲁氏菌病报告发病数和发病率达到有记载以来的最高水平。

10. 我国畜间布鲁氏菌病流行严重吗

我国畜间布鲁氏菌病目前在局部地区呈上升趋

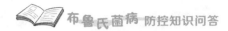

势。根据我国 2016 年颁布的《国家布鲁氏菌病防治计划(2016—2020 年)》中指出:2015 年全国畜间布鲁氏菌病流行严重地区的 15 个省份,监测阳性率同比上升 0.38%。据对布鲁氏菌病重点地区 22 个县 248个定点场群的监测与流行病学调查结果,牛羊的个体阳性率分别达到 3.1% 和 3.3%,群体阳性率分别达到29% 和 34%。

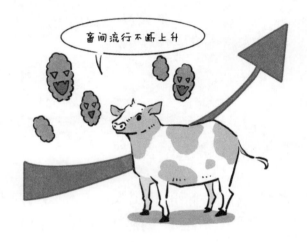

11. 近几年我国布鲁氏菌病的流行有什么特点

近几年,我国布鲁氏菌病大规模暴发、流行已较为罕见,但小范围、点状、分散的流行时有发生;疫区有从牧区向半农半牧区、农区及城市蔓延趋势,以农牧民感染为主,但普通人群的感染率也有上升;羊种布鲁氏菌是我国流行的优势菌种;近年因喝生鲜羊奶出现人间疫情的情况时有报道。

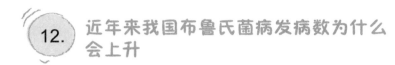

12. 近年来我国布鲁氏菌病发病数为什么会上升

（1）农村产业结构调整,牛羊肉和奶需求量和牲畜饲养量大幅增加。

（2）家畜调运频繁,流通环节监管困难。

（3）饲养方式落后,群众防护意识淡薄。

（4）人畜联防监测系统日趋完善,发现病例能力得到提高。

13. 布鲁氏菌病对畜牧业发展主要造成哪些危害

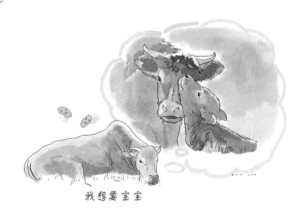

我想要宝宝

家畜患布鲁氏菌病后,常出现流产、不孕、空怀、繁

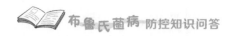

殖成活率低等情况。同时,役畜使役能力下降,肉用畜产肉量减少,乳用畜产奶量下降等,直接影响畜牧业的发展。

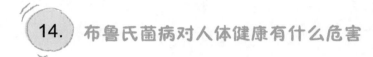

14. 布鲁氏菌病对人体健康有什么危害

人患布鲁氏菌病后会出现发热、乏力、出汗、疼痛的症状,给人的健康造成危害。部分患者常因误诊误治而转成慢性,反复发作、长期不愈,丧失劳动力,长期患病可因病致贫。

15. 布鲁氏菌对食品安全有影响吗

布鲁氏菌广泛存在于病畜的分泌物、血液、体液、皮毛中。在家畜屠宰、运输、转运、畜产品加工环节中检疫、监管工作如果出现问题,就存在动物源性食品

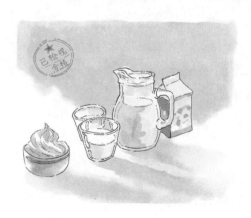

安全隐患。近年来,人食用被布鲁氏菌污染的未经消毒的生鲜乳、未熟透的牛羊肉等食品而感染发病的案例时有发生。

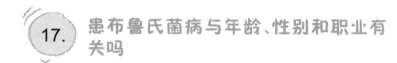

16. 布鲁氏菌病的传播有季节性吗

一年四季人均可感染发病。羊种布鲁氏菌流行呈明显的季节性高峰。因为,羊群布鲁氏菌病流产高峰期在2～4月份,人间发病高峰期在4～5月份,夏季剪毛和食奶多,也可出现一个小的发病高峰。

南方因外来家畜运输、屠宰感染布鲁氏菌,则呈现冬春季的高峰。

牛种布鲁氏菌病则夏季稍多些。猪种布鲁氏菌病的季节性不明显。

17. 患布鲁氏菌病与年龄、性别和职业有关吗

人群普遍易感,与年龄、性别无关,而与接触传染源和病原体机会的多少有直接关系。

青年人和中年人是主要劳动力,接触病畜多,感染布鲁氏菌的机会多,故患者数较多。有的农区、半农半牧区,男性从事畜牧业劳动较多,其感染率高于女性;牧区男性和女性均从事畜牧业生产,感染者基本一致。

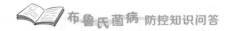

凡与病畜产品接触多者,其发病率高,有明显的职业性。兽医、皮毛工人、屠宰工、牧民等感染率比一般人群高。

18. 到牧区旅游应该注意什么

牧区是牛羊比较集中的地方,容易感染布鲁氏菌病,因此必须做到:

(1)不吃不洁的食物,饭前洗手,不喝生水。

(2)牛羊奶在食用前煮沸,牛羊肉应切成小块煮熟后再食用,切忌食用半生半熟的牛羊肉,尤其是内脏。

(3)尽量避免与牲畜密切接触的行为,比如抱牛犊和羊羔等,接触后应注意清洗消毒。

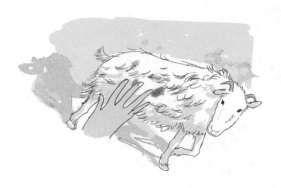

19. 有家畜使用的布鲁氏菌病疫苗吗

用布鲁氏菌病疫苗给家畜预防接种可以提高机体

的免疫水平,增强抗感染能力。目前国内批准使用的疫苗有猪种 2 号菌苗(S2 株)、羊种 5 号菌苗(M5 株)和牛种 19 号菌苗(A19 株)。免疫接种后由动物防疫监督机构发放免疫证明和免疫标志。

一类地区的奶畜经向当地县级畜牧兽医主管部门申请并在省级部门备案后,以场群为单位进行免疫;非奶用牛羊要全部免疫。全国范围内所有种畜禁止免疫。

 20. **有针对人用的布鲁氏菌病疫苗吗**

由于目前使用的布鲁氏菌病疫苗保护力有限,持续时间较短,连续使用可产生一定的不良反应。因此,不提倡大范围使用疫苗,只在有布鲁氏菌病暴发或流行时,或在紧急状态时,如受生物恐怖袭击等严重威胁的人群,可使用布鲁氏菌病疫苗进行预防接种。

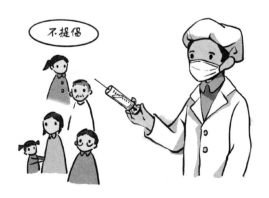

21. 我国布鲁氏菌病防治分为几类区域

根据畜间和人间布鲁氏菌病发生和流行程度,综合考虑家畜流动实际情况及布鲁氏菌病防治整片推进的防控策略,对家畜布鲁氏菌病防治实行区域化管理。农业农村部会同国家卫生健康委将全国划分为三类区域,具体如下:

一类地区,人间报告发病率超过 1/10 万或畜间疫情未控制县数占总县数 30% 以上的省份,包括北京、天津、河北、山西、内蒙古、辽宁、吉林、黑龙江、山东、河南、陕西、甘肃、青海、宁夏、新疆和新疆生产建设兵团。

二类地区,本地有新发人间病例发生且报告发病率低于或等于 1/10 万或畜间疫情未控制县数占总县数 30% 以下的省份,包括上海、江苏、浙江、安徽、福建、江西、湖北、湖南、广东、广西、重庆、四川、贵州、云南、西藏。

三类地区,无本地新发人间病例和畜间疫情的省份,目前只有海南省。

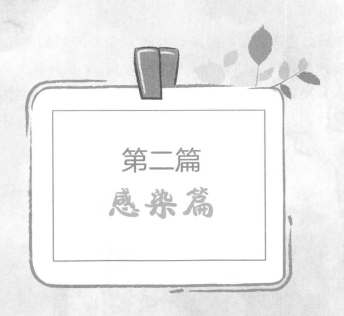

第二篇

感染篇

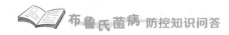

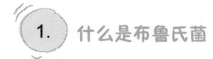

1. 什么是布鲁氏菌

布鲁氏菌是一组细胞内寄生的微小球状、球杆状、短杆状细菌。1887 年,英国军医 Bruce 在马耳他岛首次分离到羊种布鲁氏菌,1920 年以他的名字命名为布鲁氏菌。

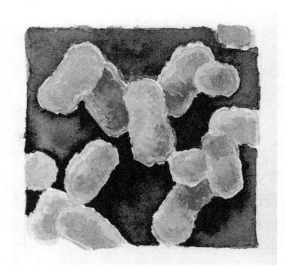

2. 布鲁氏菌分几个种

1985 年,世界卫生组织(WHO)和世界粮农组织(FAO)发布,把布鲁氏菌分为 6 个种,分别为羊种布鲁氏菌、牛种布鲁氏菌、猪种布鲁氏菌、犬种布鲁氏菌、沙林鼠种布鲁氏菌和绵羊附睾种布鲁氏菌。近年来,不断有新的种型被发现。

3. 布鲁氏菌有哪些培养特性

　　布鲁氏菌的生长环境营养条件高,需要各种氨基酸、生物素和镁、铁、钙等离子;即使在良好培养条件下生长较缓慢,通常要经 4～6 天,有的甚至经 20～30 天(双相培养基)才能长出菌落;生长适宜的 pH 为 6.6～7.4,最适温度 37℃。绵羊附睾种和牛种布鲁氏菌的某些生物型菌需严格的 5%～10%CO_2 环境。

4. 可感染人的布鲁氏菌有哪些

　　羊种、牛种、猪种布鲁氏菌经常可造成人的感染,犬种布鲁氏菌偶尔也可导致人的感染,沙林鼠种和绵羊附睾种布鲁氏菌未见感染人的报道。

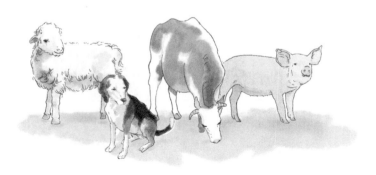

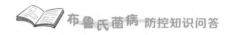

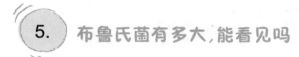

5. 布鲁氏菌有多大,能看见吗

布鲁氏菌肉眼是看不到的,羊种菌最小,大小约为 $0.3 \sim 0.6\,\mu m$,其他布鲁氏菌大小约为 $0.6 \sim 2.5\,\mu m$,需要用光学显微镜或电子显微镜才能观察到。

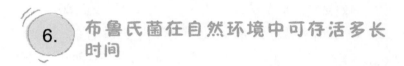

6. 布鲁氏菌在自然环境中可存活多长时间

布鲁氏菌在不同环境中生存时间不一,但无论在哪种环境下布鲁氏菌的存活时间都比较长,在有的环境下可生存长达 18 个月。

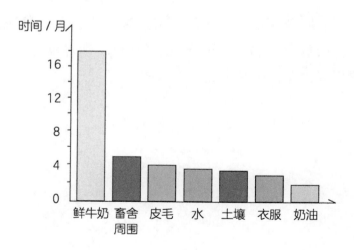

7. 不同种型的布鲁氏菌对人致病性有不同吗

一般而论,羊种布鲁氏菌毒力最强,患者临床症状严重。猪种布鲁氏菌毒力次之,患者临床症状多不典型,除表现无力和关节疼痛外,常发生明显化脓性病变,多见于肝脏和脾脏。牛种布鲁氏菌毒力较弱,对人的致病力轻,只有散在的轻症病例。犬种布鲁氏菌感染常常没有严重的症状,病程短,没有并发症。目前未见绵羊附睾种和沙林鼠种布鲁氏菌对人有致病性的报道。

8. 布鲁氏菌在外界的生存力强吗

布鲁氏菌在合适的条件下能生存很长时间,有较

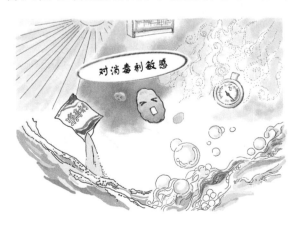

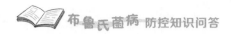

高的抗灭活能力;但对日光、紫外线、湿热、常用的消毒剂等比较敏感,在一定时间内可迅速被灭活。

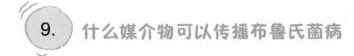

9. 什么媒介物可以传播布鲁氏菌病

患布鲁氏菌病家畜的流产物、阴道分泌物、乳汁、肉类、皮毛、尿、粪便及被污染的土壤、水、饲草等均可含有布鲁氏菌,可以传播布鲁氏菌病。

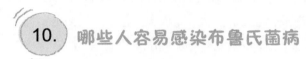

10. 哪些人容易感染布鲁氏菌病

凡是接触到患病家畜及其制品的人员,或者生活在疫区的人员,或者接触到被患病家畜污染环境的人员都有可能感染布鲁氏菌病。重点职业人群更易感染布鲁氏菌病,主要包括饲养、管理、屠宰、畜产品收购、运输及加工、畜牧兽医人员等。

11. 人与人之间日常生活接触会传播布鲁氏菌病吗

日常生活接触,比如一起吃饭、工作、学习、握手及共用电话等,都不会传播布鲁氏菌病。

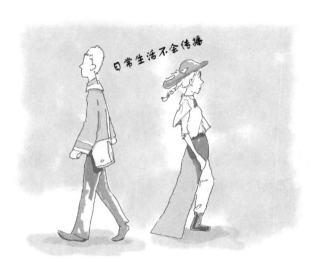

12. 皮肤黏膜损伤的人容易感染布鲁氏菌病吗

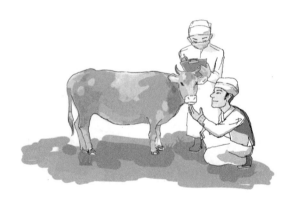

　　布鲁氏菌可以通过皮肤黏膜感染人体,正常的皮肤黏膜有着机械阻挡和排除作用。在接触到患病牛羊时,如果皮肤黏膜有伤口,此屏障受损的话,极易感染布鲁氏菌病。

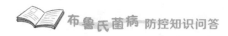

13. 接生牛羊或处理流产物是不是更容易感染布鲁氏菌病

患布鲁氏菌病的牛羊是人间布鲁氏菌病的最主要传染源,感染布鲁氏菌病的母畜流产胎儿、胎膜、羊水和胎盘含有大量的布鲁氏菌。因此,人员在给牛羊接生或处理流产物时如没有采取合适的防护措施是很容易感染布鲁氏菌病的。

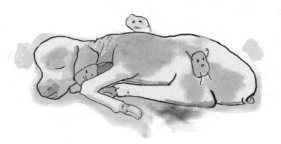

14. 布鲁氏菌病患者会不会传染给家畜

人类患布鲁氏菌病主要是由动物传染的,但患者不具备感染动物的能力。

15. 不同的家畜之间能相互传播吗

羊、牛极易感染布鲁氏菌,这种细菌可以由羊、牛传染给其他动物。比如说狗吃了含有布鲁氏菌的牛或羊流产物,就会感染上布鲁氏菌病。

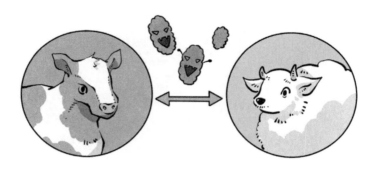

16. 屠宰、加工和烹饪牛羊肉会感染布鲁氏菌病吗

病畜的肉及内脏含有布鲁氏菌,尤其在菌血症期,传染性更强。患布鲁氏菌病流产和产羔后 3 个月内屠宰的山羊、绵羊、湖羊的肉中含布鲁氏菌较多,脏器存菌时间更久,这时屠宰、剔肉、剥离脏器易感染。病畜的肉中不但有布鲁氏菌,而且可在生肉中存活 4 个月,在腌肉和冻肉中可存活 15～45 天。

17. 到牧场玩耍会得布鲁氏菌病吗

在牧场内,病畜的流产物、分泌物、排泄物可污染草场、水源。到牧场玩耍时不可避免接触到这些环境,具有经呼吸道或皮肤、黏膜直接侵入人体而被感染布鲁氏菌病的风险。

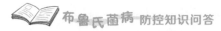
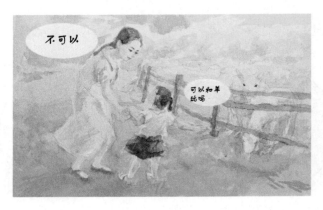

 接触动物的毛皮也会得布鲁氏菌病吗

动物的毛和皮可能会被病畜的流产物、排泄物污染带菌,布鲁氏菌可在动物的毛皮上生存 2～8 个月。所以,梳剪羊毛、皮毛加工和收购人员在工作过程中,如不注意个人防护,可以通过呼吸道或者皮肤黏膜等途径而感染。

19. 布鲁氏菌在哪些情况下会通过呼吸道感染人

常见于经呼吸道吸入被布鲁氏菌污染的飞沫、尘埃,如皮毛加工企业职工易经呼吸道感染;生产布鲁氏菌疫苗、冻干菌种过程中,也容易发生呼吸道感染;畜圈内家畜的活动使尘埃飞扬,导致饲养人员经呼吸道感染；也有实验室工作的检验人员吸入含布鲁氏菌的气溶胶而感染。

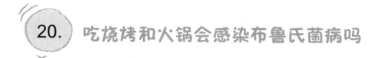

20.　吃烧烤和火锅会感染布鲁氏菌病吗

吃烤牛羊肉或吃涮牛羊肉等，如果刚好是病畜，没有熟透，就有可能经消化道感染。因此，不吃生的或半生的牛羊肉，在涮锅、铁板烧烤时，一定要生熟分开，并将肉烹饪至熟。

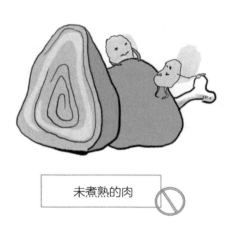

未煮熟的肉 🚫

21.　饮用现挤的未经消毒的牛羊奶安全吗

布鲁氏菌常在家畜的乳腺中繁殖形成乳腺炎，使得乳汁中含菌。未经彻底灭菌处理，牛奶或羊奶仍可含有布鲁氏菌，如饮用到病畜鲜奶或乳制品，可使食

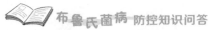

用者感染布鲁氏菌病。

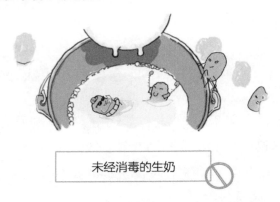

未经消毒的生奶

 22. **患布鲁氏菌病的母亲可以哺乳吗**

曾经在患布鲁氏菌病产妇的母乳中分离培养出布鲁氏菌,造成婴儿在出生后 5 个月内发病,所以在布鲁氏菌病急性期内不建议哺乳。

23. **布鲁氏菌病能通过母婴传播吗**

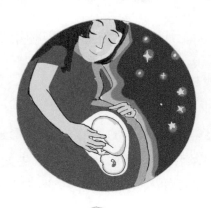

妊娠期妇女感染布鲁氏菌病,有可能会造成新生儿感染。

 24. 布鲁氏菌病可以通过性传播吗

急性期的布鲁氏菌病患者可以经精液、阴道分泌物排出布鲁氏菌,有可能会通过性生活进行传播,但传播的概率较小。

 25. 患者治愈后还会再感染布鲁氏菌病吗

人患布鲁氏菌病后,机体会在短时间内产生一定的免疫力。但是,这种免疫力持续时间较短,当过量的布鲁氏菌再次侵入机体时,能够突破免疫屏障,再次感染发病。如果病愈的人仍长期生活或工作在病原菌较密集的环境中,反复接触病原菌可能再次感染发病。

 26. 再次感染布鲁氏菌病的患者有什么特点

再次感染布鲁氏菌病的患者局部损害都比较明显,尤其是对关节和神经系统的损害明显。患者几乎都有关节、肌肉疼痛症状。这说明机体重复感染时是从局部表现进行的应答反应。

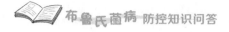

27. 哪些人需要定期检测布鲁氏菌病抗体

从事家畜饲养、屠宰、畜产品收购运输加工者,兽医或者布鲁氏菌病相关科研和生物制品的研究人员,以及其他长期接触家畜、畜产品等的人员,应当每年到指定医院或当地疾病预防控制中心(地方病防治所)做布鲁氏菌病检测,进行健康监护,建立健康体检档案。

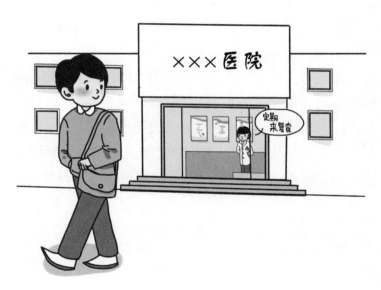

第三篇

临床篇

1. 布鲁氏菌病的潜伏期有多长

布鲁氏菌病的潜伏期通常为 1～3 周,甚至更长。潜伏期的长短与机体的免疫状况、侵入人体细菌的菌种不同、感染菌量多少、毒力的大小及感染途径等多种因素相关。

2. 布鲁氏菌病在临床上如何分期

根据布鲁氏菌病的临床症状,可分为急性期、亚急性期和慢性期。

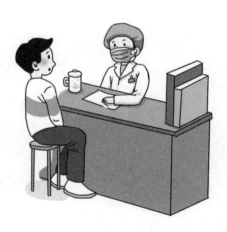

(1)急性期:病程在 3 个月以内,具有发热、多汗、肌肉关节疼痛、乏力等临床表现,实验室出现确诊的血清学阳性反应。

（2）亚急性期:病程在 3～6 个月,具有发热、多汗、肌肉关节疼痛、乏力等临床表现,实验室出现确诊的血清学阳性反应。

（3）慢性期:病程超过 6 个月仍未痊愈,有布鲁氏菌病的症状和体征,并出现确诊的血清学阳性反应。

 3. **不同种的布鲁氏菌感染后临床表现相同吗**

人布鲁氏菌病因感染的病原体、病程和累及器官系统不同而异。羊种和猪种布鲁氏菌病大多症状较重,牛种布鲁氏菌病症状较轻。羊种感染后患者临床中毒症状重,多有典型的发热、多汗、头痛、虚弱、关节疼痛、肝脾及睾丸肿大等急性症状。而猪种感染后患者相对较轻,起病缓,病程长,绝大多数患者急性期不明显,患者临床症状多不典型,体温不高。慢性活动型反复发作次数多,临床症状较重。牛种布鲁氏菌毒力最弱,对人致病力轻,临床症状比较轻。犬种布鲁氏菌偶尔也会感染人,临床症状轻。

 4. **布鲁氏菌侵入人体后会引起哪些器官系统损害**

布鲁氏菌侵入机体后可损害人体多个器官系统,

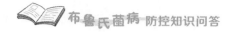
主要涉及运动、心血管、呼吸、泌尿生殖、神经等系统。造成骨关节炎、肌肉疼痛、肝脾淋巴结肿大、睾丸炎、附睾炎、脑炎等,严重者导致患者丧失劳动能力。

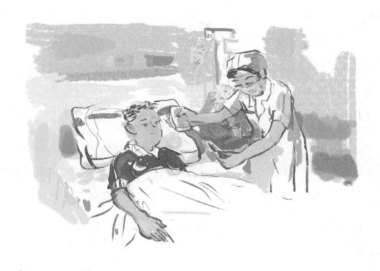

5. 布鲁氏菌病有什么主要临床表现

临床症状多种多样。最常见症状是发热,一般体温为 38.5℃以上,持续时间长;90% 以上的患者会伴有明显的多汗,多汗常见于深夜或凌晨;当体温急剧下降时出现大汗淋漓,热退后感到明显乏力;同时伴有四肢关节、多处肌肉的酸痛或钝痛,多为大关节的疼痛,比如肘关节、膝关节和髋关节等。还可以出现睾丸肿痛、头晕、头痛、食欲减退、精神不振等症状。

6. 布鲁氏菌病患者发热有什么特点

　　发热是布鲁氏菌病患者最常见的症状,多见长期慢性不规则的发热。可以高热达 41℃,也可低热。但精神状态较好,神志清晰,无特别痛苦和不适,高热时也能下床活动,反而患者在体温下降时才感到全身不适,出现"高热时精神尚可,热退后疲劳烦躁"的矛盾现象。

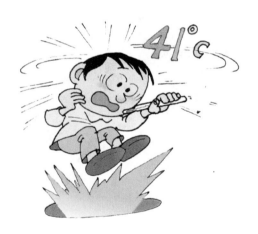

7. 患者多汗有什么特点

　　急性期患者几乎都有出汗,且出汗非常严重,大多伴有发热,体温下降时出汗更加明显,有时大量出汗可以湿透被褥、衣裤,使患者感到非常紧张、烦躁,影响睡眠。大量出汗可导致脱水、电解质紊乱,甚至虚脱。

8. 患者感到疼痛主要是哪些部位

　　急性期和慢性期患者都可出现疼痛,发生率在90%以上,一般疼痛多发生在四肢关节、肌肉,以负重大关节及活动范围大的关节受累最多见,以颈椎、胸椎、腰椎、骶髂关节、膝关节痛发生率最高。患者也可表现为单个部位疼痛,也可为多个关节疼痛。

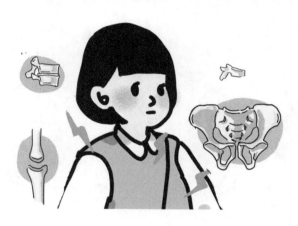

9. 患者关节疼痛有什么特点

　　急性期患者关节疼痛比较剧烈,表现为游走性、针刺样或顽固性钝痛,使用一般止痛药往往效果不佳。患者因骨关节疼痛非常痛苦。关节痛可随发热而加重,热退而缓解。

　　慢性期患者疼痛一般局限在一两个关节,痛处相对固定,疼痛仍以大关节居多,以颈椎、胸椎、腰椎、骶髂关节、膝关节痛多见。表现为持续性酸痛或钝痛,有的仅表现为酸困或沉重感,疼痛可因受凉、潮湿、劳累等外界因素而加重,关节活动可轻度受限。

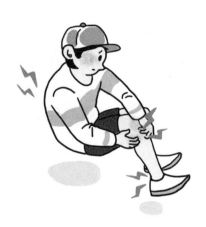

10. 患者乏力有什么特殊表现

几乎所有病例都有乏力疲劳的表现。乏力可以表现在高热大汗后,也可以是慢性期患者的突出表现,甚至有些患者就是因为乏力而去医院就诊。患者的乏力程度有所不同。轻者为不易消除的疲劳,但仍然可以从事一般性工作;严重者会感到疲劳不堪,萎靡不振,无法胜任本职工作。患者常常喜欢卧床,不愿意活动,劳动能力也明显下降,所以有人又把此病称为"懒汉病"。患者通常在午后出现疲劳的感觉,清晨和上午明显减轻,在大量出汗后表现更为严重。

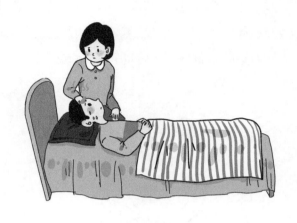

11. 患者会有其他合并症吗

布鲁氏菌病会造成多个系统受损,也可以表现为心肌炎、心内膜炎、神经痛、睾丸炎或附睾炎引起睾丸疼痛或小腹痛,甚至支气管炎、肺炎,还可以有食欲降低,脘腹胀满、嗳气、腹泻等消化道症状。极少数患者可出现瘫痪、听力减退、视力下降等并发症。

12. 患者有哪些主要体征

急性期布鲁氏菌病患者多呈现热性病容,表情痛苦,面部潮红。慢性期患者会出现消瘦、面色萎黄或苍白。少部分患者会有面部浮肿,有些因关节肌肉疼痛致使患者呈强迫体位及特殊步态。久病患者可见早衰现象,实际状态比生理年龄老几岁甚至十几岁。感染早期几乎都有淋巴结肿大,慢性期患者淋巴结肿大较少。部分急慢性期布鲁氏菌病患者可见到不同程度的肝脾肿大。慢性期患者出现关节损害严重者,可出现关节强直,关节周围组织挛缩、畸形。如果合并神经系统损害,还可见神经系统阳性体征。

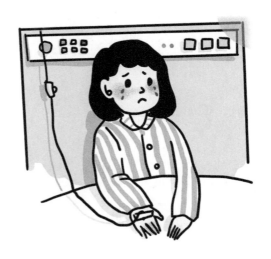

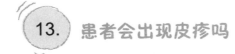 **13.** **患者会出现皮疹吗**

　　少数布鲁氏菌病患者在急性期可出现各种各样的充血性皮疹。在慢性期患者中,少数可出现皮下出血、皮下结节等。

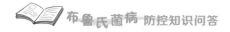

14. 患者哪些部位会淋巴结肿大

临床上多见浅表淋巴结肿大,受损淋巴结多数表现为孤立肿大,很少有多个淋巴结融合。淋巴结肿大部位与感染方式有关:消化道感染者常致颌下淋巴结、颈部淋巴结、腹腔淋巴结及腹股沟淋巴结肿大;呼吸道感染者可引起咽部、颈部淋巴结和支气管旁淋巴结肿大;接触感染的患者多为腋下和腹股沟等处淋巴结肿大。

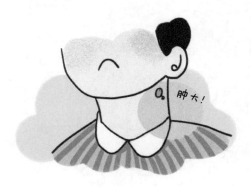

肿大!

15. 布鲁氏菌病对肝脾有损害吗

布鲁氏菌病可引起患者肝脾肿大,也可以导致肝脏功能损害,多表现为血清转氨酶升高,严重患者甚至出现黄疸,但经过抗菌及保肝对症治疗,肝功能可恢复正常。脾脏肿大后虽然经过治疗仍有部分患者脾脏肿大很难完全恢复正常。

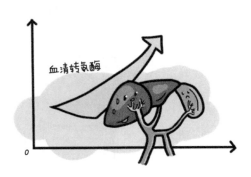

16. 患者的关节软组织会出现什么变化

布鲁氏菌常侵犯患者的骨关节系统。主要表现为关节和关节周围软组织肿胀及关节积液。急性期患者的四肢大关节周围软组织肿胀则非常明显。

17. 布鲁氏菌病会造成瘫痪吗

少数患者可有后遗症,有时严重影响生活质量。如中枢神经系统损伤的患者,可能有肢体瘫痪;外周神经损伤者可引起不同程度的局部感觉及运动障碍;脊髓病变者可以引起相应的脊髓受损改变;运动系统受损者可遗留关节肌肉挛缩和运动受限、强直性脊柱炎。

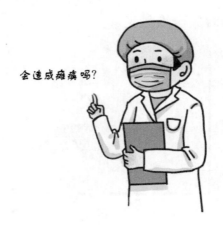

会造成瘫痪吗?

18. 布鲁氏菌病最易被误诊为哪些疾病

布鲁氏菌病容易被误诊为感冒、结核病、伤寒、上呼吸道感染、肺部感染、支气管炎、腰椎间盘突出症、骨质增生、风湿病、类风湿关节炎、颈椎病等疾病。

19. 哪些方法可以检测布鲁氏菌病

布鲁氏菌病可通过病原学和血清学方法进行检测。病原学检测可从患者血液、骨髓、脑脊液、脓液等进行布鲁氏菌分离。血清学检测包括:

(1)虎红平板凝集试验作为初筛。

(2)试管凝集试验作为确诊。凝集试验于病程第1周即可出现,第2～3周常呈强阳性。

(3)酶联免疫吸附试验。

（4）补体结合试验。

（5）抗人球蛋白试验。

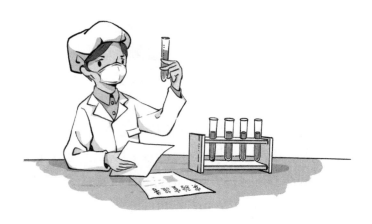

20. 患者检测布鲁氏菌病，抽血需要空腹吗

　　饭后，乳糜可能会影响血清分离和抗体检测结果，建议空腹抽取静脉血。

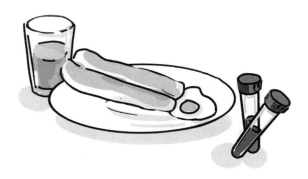

21. 布鲁氏菌病如何确诊

布鲁氏菌病诊断主要根据三个方面：

（1）有布鲁氏菌病流行病学接触史。

（2）出现发热、出汗、乏力、肌肉关节疼痛等临床症状。

（3）布鲁氏菌病特异性试验检查阳性。

这三个方面综合判断方可确诊，但在个别情况下，如果流行病学接触史询问不清，此时布鲁氏菌病临床表现和特异性实验检查是必不可少的。

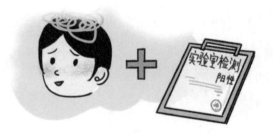

22. 布鲁氏菌病治疗需要遵循哪些原则

布鲁氏菌病的治疗原则是"早期、联合、足量、足疗程"。一般急性期采用抗菌治疗，慢性期采用中西医结合对症治疗。建议在正规医院的医生指导下规范治疗。

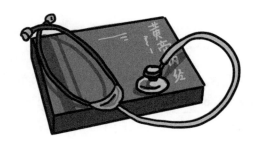

23. 患者治疗常用哪些药物

　　布鲁氏菌病治疗药物最常见的是四环素类,包括多西环素、米诺环素;氨基糖苷类包括庆大霉素、链霉素;利福霉素类包括利福平、利福喷丁;还有磺胺类,包括复方新诺明等。也可以使用三代头孢类抗生素,亚胺培南、西司他丁,替加环素等三种联合药物治疗。利福平、四环素类、链霉素多被用作布鲁氏菌病治疗的一线用药。

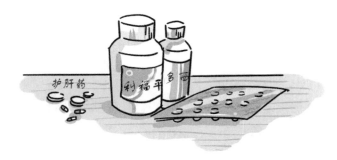

24. 在什么情况下可以选择使用激素治疗

在布鲁氏菌病治疗中糖皮质激素的治疗效果不确定,不建议常规应用。在合并严重并发症如脊髓病变、多发性神经病变、脑神经损害、颅内感染、睾丸炎等情况下,建议在医院有专科医生监督下使用糖皮质激素。

25. 护理布鲁氏菌病患者应注意哪些问题

急性期要注意患者的发热护理、疼痛护理、饮食护理。要关注患者用药过程中药物不良反应的护理,同时注意联合药物不良反应。由于布鲁氏菌病患者病程长、累及组织器官多、病情反复等特点,患者心理压力大,要积极评估患者的心理反应和心理状态,予以心理护理和关注。

26. 孕妇患布鲁氏菌病可以治疗吗

根据我国 2012 年发布的《布鲁氏菌病诊疗指南(试行)》中布鲁氏菌病抗菌治疗推荐方案,及我国《布鲁氏菌病诊疗专家共识(2017)》,孕 12 周后可以使用利福平 + 复方新诺明,但是复方新诺明不可用于孕 12

周以前或孕 36 周以后的患者。孕妇治疗务必在正规医院专科医生指导下完成。

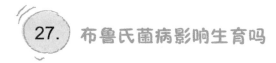

27. 布鲁氏菌病影响生育吗

　　人感染布鲁氏菌后容易造成生殖器官的炎性改变，急性期男性患者可引发睾丸炎及附睾炎等疾病，可能会影响生育功能。如果男性患者睾丸出现肿大特别厉害，有些人需要睾丸切除；有些肿大后萎缩。这两种情况均可丧失生育能力。女性患者可有卵巢炎、子宫内膜炎及乳房肿痛等疾病。孕妇得了布鲁氏菌病可能会发生流产、早产或胎儿宫内死亡。急性期患者只要及时治愈后就不会影响生育。

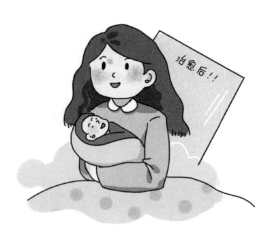

28. 儿童患布鲁氏菌病如何治疗

根据我国2012年发布的《布鲁氏菌病诊疗指南（试行）》中布鲁氏菌病抗菌治疗推荐方案，及我国《布鲁氏菌病诊疗专家共识（2017）》，儿童（8岁以下）可以考虑利福平＋复方新诺明，或庆大霉素＋复方新诺明组合治疗，但务必在正规医院专科医生指导下完成。8岁以上儿童治疗方案同成人。

29. 布鲁氏菌病能够治愈吗

布鲁氏菌病患者经规范的系统治疗后大部分都可治愈，只有少数患者会进入慢性期。

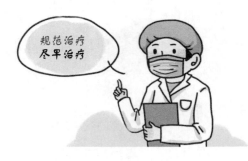

30. 布鲁氏菌病治愈指标是什么

布鲁氏菌病治愈有三个指标，包括：

（1）体温恢复正常,临床症状、体征消失。

（2）体力和劳动能力恢复。

（3）原有布鲁氏菌培养阳性者应两次（间隔半个月至一个月）细菌培养转阴。临床化验检查各脏器功能均正常,但布鲁氏菌病血清学反应不一定转为阴性。

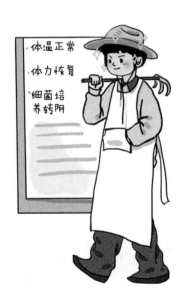

31. 布鲁氏菌病会转为慢性吗

布鲁氏菌病患者如果急性期的治疗不及时、不彻底、不规范,布鲁氏菌持续在体内存在,就可以转为慢性感染,一部分人就会转为慢性布鲁氏菌病患者。

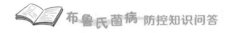

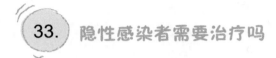

32. 什么是布鲁氏菌病隐性感染

　　隐性感染是指有布鲁氏菌病的流行病学史,实验室检查阳性,但无临床表现。

33. 隐性感染者需要治疗吗

　　隐性感染者需要接受医学观察,一般不需要治疗。如果抗体持续升高,或出现临床症状和体征,需要及时治疗。

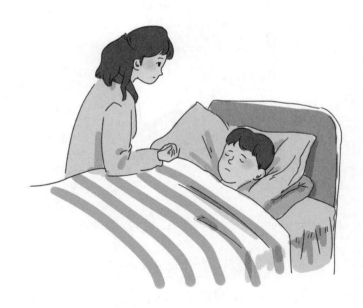

34. 布鲁氏菌感染后多长时间可以检测抗体

人体感染后2～3周可产生布鲁氏菌抗体,抗体的种类和效价可反映出感染的发生及发展过程。

35. 布鲁氏菌病抗体阳性就是布鲁氏菌病患者吗

布鲁氏菌病抗体阳性可能是布鲁氏菌病患者,也可能只是布鲁氏菌感染者而不发病。血清学检查阳性,说明接触过布鲁氏菌,机体产生了相应的免疫反应。出现这种情况需要动态观察2～4周,如果没有动态的变化,也无临床症状,不能诊断为布鲁氏菌病患者。

36. 患者是否需要经常复查布鲁氏菌病抗体

患者不需要经常复查布鲁氏菌病抗体。但在治疗期间应注意复查肝肾功能,在治疗期间和停药后按要求进行随访,观察治疗效果和恢复情况。

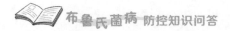

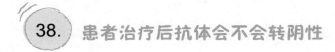

37. **布鲁氏菌病抗体滴度高能否说明病情严重**

不能单独依靠抗体检测结果来判定病情是否严重,应该根据患者症状、体征、各器官系统检查结果综合判断。

38. **患者治疗后抗体会不会转阴性**

患者经过治疗,一段时间后抗体可以转阴。但抗体是否转阴,不作为布鲁氏菌病治愈的标准。患者治愈后,抗体还可以存留一段时间。

第四篇

防护篇

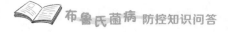

 1. 哪些人在工作时需要做好个人防护

从事家畜饲养、屠宰的人员，畜产品收购、保管、运输及加工人员，畜牧兽医人员，布鲁氏菌病相关科研和生物制品的研究人员，以及其他临时或长期接触家畜、动物的各类人员，在工作时需要做好个人防护。

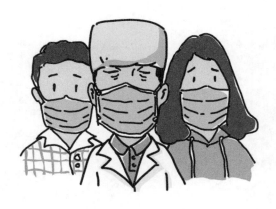

2. 防护装备主要有哪些

布鲁氏菌可以通过皮肤及其黏膜、呼吸道和消化道途径感染。因此在可能接触布鲁氏菌的工作场所主要的防护装备有工作服、口罩、胶鞋或胶靴、皮围裙、橡胶或乳胶手套、劳保手套、套袖、工作帽、面罩、护目镜等。工作人员可根据工作性质和暴露风险的不同，酌情选用。

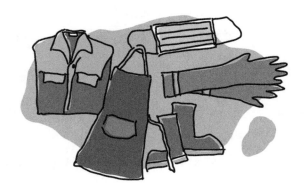

3. 使用防护用品应注意什么

各种防护用品必须合理使用,妥善保管,及时消毒。对循环使用的用品消毒处理,对一次性防护用品销毁处理。

4. 屠宰工、兽医在接触家畜时具体应做好哪些个人防护

屠宰工、兽医在接触家畜时应穿戴工作服、口罩、胶鞋或胶靴、皮围裙、乳胶手套等,兽医在为家畜接种布鲁氏菌病活疫苗的时候,还应佩戴防护面罩,各种防护装备必须合理使用。工作结束后,先用 75% 酒精擦手,然后脱下防护装备,最后用硫磺香皂、流水洗净手。必要时可用高锰酸钾、苯扎溴铵(新洁尔灭)、来

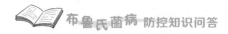

苏尔、含氯消毒剂等消毒液对胶鞋、场所进行消毒处理,工作服等可煮沸或者紫外线照射消毒,不可穿戴离开饲养场。

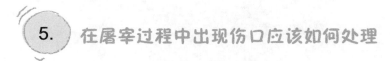

5. 在屠宰过程中出现伤口应该如何处理

应立即反复轻轻挤压伤口,尽可能挤出损伤处的血液,同时用大量流动水冲洗伤口,再用 0.5% 的碘伏消毒,必要时包扎伤口。

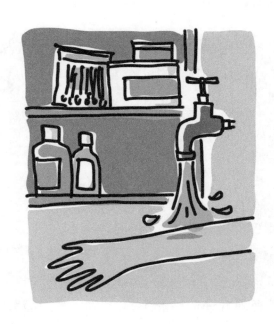

6. **皮毛加工人员在工作时具体应该做好哪些个人防护**

皮毛加工人员在工作时除双手接触皮毛外,很容易通过呼吸道感染布鲁氏菌病,更应注意呼吸道的保护。除了选用合适的手套外,更要佩戴合适的口罩,定期更换。工作场所如有定向气流,人应该选择在上风向工作。

 7. **饲养员、挤奶工在工作时具体应做好哪些个人防护**

饲养员、挤奶工在工作中要按规定使用手套、靴子、帽子、工作服等防护装备,不要裸手接触家畜。工作结束后应及时洗手、洗脸,工作场地要及时清扫、消毒,对使用的防护装备也要进行消毒。

 8. **日常生活中如何做好布鲁氏菌病预防**

(1)尽量不要与患病或健康状况不明的家畜接触。

(2)要培养良好的卫生习惯,防止"病从口入"。

(3)不购买、不加工、不食用病畜,如发现不明原因病死畜应及时向当地畜牧兽医部门报告。

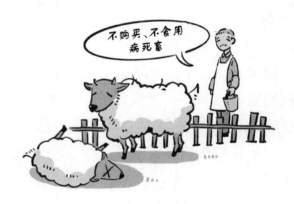

 9. **接羔及处理家畜流产物时如何预防布鲁氏菌病感染**

布鲁氏菌病最常见、最危险的传播途径是通过接触流产物而传染。因此在饲养家畜过程中,特别是下羔、产犊时,一定要注意个人防护。在遇到难产、流产、死胎需要接生助产时,戴长橡胶手套、口罩,穿上工作服(围裙)、长筒胶靴等。这些防护用品用过以后还要消毒、清洗。如果没有上述这些防护措施,遇到羊、牛流产时,千万不要裸手直接接触流产物,最好用铁锹铲起来,挖坑深埋,对流产分泌物污染的地面圈舍用生石灰处理。

10. 如何预防通过呼吸道感染布鲁氏菌病

一般患布鲁氏菌病往往与职业有关,预防呼吸道感染:

(1)对剪毛、加工皮毛的场地以及家畜的圈舍等要做好现场消毒工作,特别是操作人员应戴好口罩,防止经呼吸道感染布鲁氏菌病。

(2)对患病及可疑家畜的圈舍和家畜停留过的地方要经常进行消毒和压尘湿式清扫。

(3)在生产布鲁氏菌病活疫苗、繁殖与冻干菌种的过程中,也容易发生操作人员呼吸道感染,需注意防护。

 11. 如何预防通过消化道途径感染布鲁氏菌病

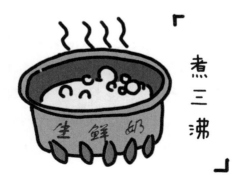

人们在饮食上要注意不吃病死牛羊肉及流产胎

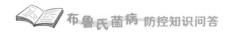
盘,对羊肝、羊腰子、羊睾丸(羊蛋)等要加热至熟透。对生鲜的羊奶、牛奶、驼奶等要"煮三沸"后方可饮用。在进行布鲁氏菌病活疫苗免疫的兽医人员也要注意在免疫过程中禁止吃食物、饮水、抽烟等活动。

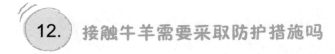

12. 接触牛羊需要采取防护措施吗

感染布鲁氏菌病的牛羊,在表面上几乎看不出临床症状。为防止接触到病畜,建议采取必要的防护措施。

13. 牛羊饲养中如何切断布鲁氏菌病的传播途径

在接羔/犊、处理流产胎儿、死羔时,应做好个人防护。家畜的流产胎儿、胎盘、胎衣和死胎等,不要随意丢弃,以防污染环境,要集中无害化处理,防止狗误食引起布鲁氏菌病传播;对家畜圈舍要定期清理(起圈),起圈时要戴口罩、穿胶靴,起出来的牛羊粪要经过充分日晒,然后进行堆放、泥封发酵等处理。对圈舍定期进行消毒。对于阳性感染同圈易感动物进行隔离,间隔45天2次检疫为阴性的动物方可合群正常饲养。

14. 如何管好人畜饮用水源

要做到人畜饮水分开,决不能饮用同一个水源。井水加高井台,加盖密闭。河沟、池塘等地表水周围要用栅栏围起来,不让家畜进入,定期消毒。家畜饮用水应单独设置水源地。

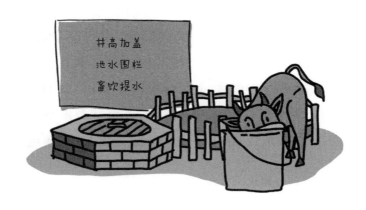

井高加盖
池水围栏
畜饮提水

15. 如何管好牛羊等传染源

提倡科学养殖,大力发展规模化和小区养殖,养殖区与生活区要分开,不要在居室内产羔、养羔;对家畜定期进行检测,病畜要由畜牧部门统一扑杀无害化处理;在规定的布鲁氏菌病免疫区域内,实施免疫,提高

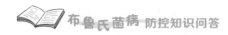

畜群免疫水平,增强抗感染能力;实施定点屠宰,严惩私屠滥宰。

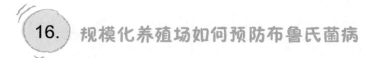

16. 规模化养殖场如何预防布鲁氏菌病

规模化养殖场法人要履行防疫主体责任。养殖者是动物防疫的第一责任人,养殖者要提高动物疫病防控意识,按照要求做好动物防疫工作。养殖者要配合兽医主管部门做好布鲁氏菌病监测、流行病学调查、净化、免疫等布鲁氏菌病防控工作。异地调运动物必须报检和隔离。养殖者应配合兽医主管部门,对患布鲁氏菌病动物进行扑杀和无害化处理。养殖者应按规定建立疫情报告、消毒等制度,建立真实、完整的养殖档案。

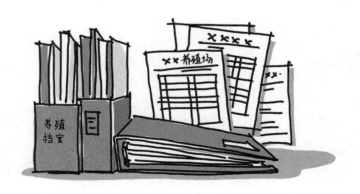

17. **布鲁氏菌病血清学检测时需做好哪些个人防护**

布鲁氏菌病血清学检测一般是对动物或人的血清进行特异性抗体检测，实验人员只需日常工作防护（一级防护），需穿戴帽子、口罩、手套和工作服。

18. **开展布鲁氏菌实验室的生物安全防护要求**

布鲁氏菌培养鉴定需要在生物安全二级及以上实验室中完成，并做好个人防护。当涉及大量活菌操作时，必须在生物安全三级实验室内进行。

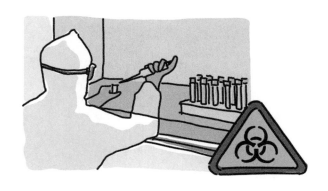

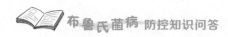

19. 疫苗研发、动物实验研究的生物安全要求

布鲁氏菌病疫苗的研发、动物攻毒实验或者毒力实验等研究需在生物安全三级实验室内进行。

第五篇

畜间防控篇

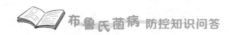

1. 哪些动物容易感染布鲁氏菌病

很多动物易感布鲁氏菌。目前有 60 多种动物感染布鲁氏菌病,包括常见的家养动物如牛、羊、猪、犬、马等;野生动物如野牛、牦牛、野羊、野马、骆驼、狐狸、野狗、野鼠等;近年发现有些海洋哺乳动物也有感染。

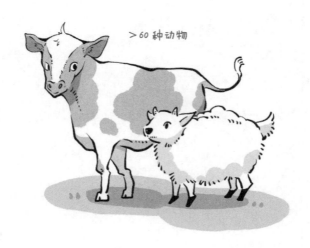

> 60 种动物

2. 犬会感染布鲁氏菌病吗

犬也会感染布鲁氏菌。犬布鲁氏菌病是被人们忽视的一种细菌性人畜共患传染病。

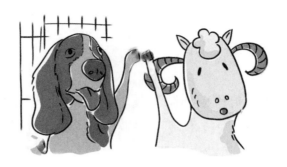

3. 野生动物也会感染布鲁氏菌病吗

曾有报道,我国内蒙古、新疆、西藏等地区的野牛、野羊或者牦牛等野生动物感染布鲁氏菌病。因此,人们在野外需要做好必要的个人防护。

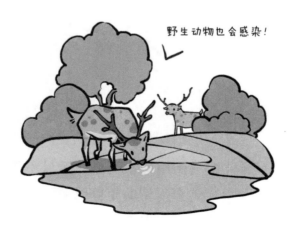

野生动物也会感染!

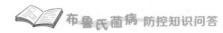

 4. 怀疑感染布鲁氏菌病的牛羊肉能食用吗

根据《布鲁氏菌病防治技术规范》及《病死及病害动物无害化处理技术规范》的相关规定,阳性牲畜应该即刻扑杀和无害化处理,不能食用。

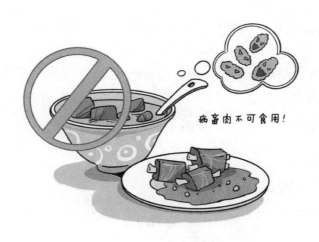

病畜肉不可食用!

5. 流产家畜胎盘是否可以食用

可疑布鲁氏菌病阳性动物的流产胎盘不能食用。因胎盘中极有可能含有大量的布鲁氏菌,人在清洗和烹调、食用过程中感染布鲁氏菌病的概率很高。

6. 为什么说病畜流产物是"装满细菌的口袋"

母畜患布鲁氏菌病后,布鲁氏菌多数寄生在生殖系统,引起胎盘炎症和流产。流产的胎儿、胎膜、羊水和胎盘中就含有大量的布鲁氏菌,所以说布鲁氏菌病家畜的流产物是"装满细菌的口袋"。人接触后感染布鲁氏菌病的风险很高。同时流产物污染饲草及水源,又可以造成畜间的感染,是人畜感染布鲁氏菌病的主要来源。

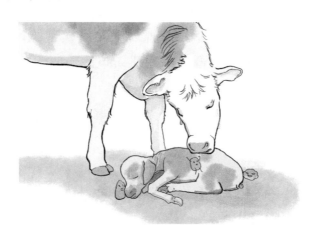

7. 人员与刚产下的牛犊、羊羔可以同处一室吗

人员与刚产下的牛犊、羊羔在同一个房间内有可

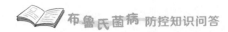

能存在较大的安全风险。因为布鲁氏菌感染的牛羊在妊娠尤其是生产分娩阶段,其羊水、胎膜、胎盘及胎儿的菌载量较高,足以造成人员感染。空气中气溶胶里也会有含大量的布鲁氏菌,可通过呼吸道与眼结膜感染。

 8. 哪些情况提示家畜可能感染布鲁氏菌病

布鲁氏菌病主要特征是母畜突然流产、死胎增加,公畜则出现睾丸炎、睾丸与附睾肿大,与密切接触动物的饲养人员或者兽医突然出现发热或者肌肉酸痛等现象,都提示在家畜中可能感染布鲁氏菌病。

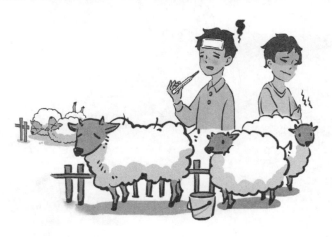

9. 被布鲁氏菌感染的动物咬伤会得布鲁氏菌病吗

被布鲁氏菌感染的动物咬人,理论上存在感染风险,但尚无病例报道。

10. 家禽也会传播布鲁氏菌病吗

家禽不会传播布鲁氏菌。因为布鲁氏菌适宜的繁殖温度是 37℃,而家禽一般的体温是 42℃,不适宜布鲁氏菌在体内的繁殖。

11. 畜间布鲁氏菌病如何传播

病畜主要通过流产物、精液和乳汁排菌,污染环境。母畜比公畜发病多,成年畜比幼年畜发病多。第一次妊娠母畜发病也较多。带菌动物及病畜是主要传染源,其流产胎儿、胎衣、羊水是主要传染因子。可经消化道、呼吸道、生殖道感染,也可通过皮肤、黏膜等感染。布鲁氏菌病常呈地方性流行。

12. 牛羊感染布鲁氏菌病有哪些特征

布鲁氏菌在奶牛体内潜伏期为 2 周至 6 个月。妊娠母牛一旦感染，最显著的症状就是流产，尤其是第一胎流产概率更高。少数牛还有生殖道炎症，奶牛也有无任何症状而突发流产的现象。公牛主要发生睾丸炎、附睾炎或关节炎。多数羊感染布鲁氏菌为隐性感染。妊娠母羊流产则是本病最主要的特征，流产常发生在妊娠后的 3～4 个月，流产母羊多数胎衣不下，继发子宫内膜炎，影响下次受胎。公羊主要表现为睾丸炎、睾丸肿大、阴囊增厚硬化、附睾炎和关节肿胀，性欲降低甚至不能配种，少数病羊发生角膜炎和支气管炎。

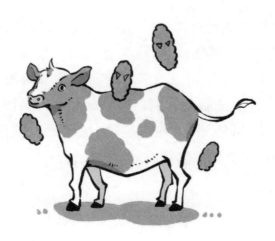

13. 畜间发现布鲁氏菌病疫情如何报告

任何单位和个人发现疑似疫情,应当及时向当地动物防疫或卫生监督机构报告。动物防疫或卫生监督机构接到报告并确认后,按农业农村部《动物疫情报告管理办法》及有关规定及时上报。

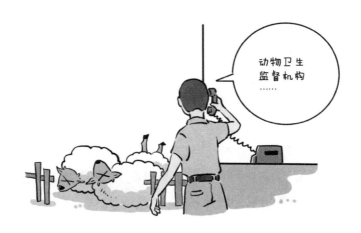

 14. 家畜发生流产、死胎或非正常死亡怎样报告

从事牛羊饲养、屠宰、经营、隔离和运输以及从事布鲁氏菌病防治相关活动的单位和个人发现牛羊感

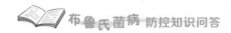

染布鲁氏菌病或出现早产、流产症状等疑似感染布鲁氏菌病的,应该立即向当地动物防疫或卫生监督机构报告,并采取隔离、消毒等防控措施。

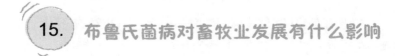

15. 布鲁氏菌病对畜牧业发展有什么影响

家畜患布鲁氏菌病后出现流产、死胎、不孕、乳腺炎和睾丸炎、繁殖成活率低等,扑杀感染家畜造成存量明显减少。同时,造成生产性能下降,肉畜产肉量减少和奶畜产奶量下降等造成巨大的经济损失。

16. 发现畜间布鲁氏菌病疫情如何处置

首先,对疑似患病动物的隔离。发现疑似布鲁氏菌病的,畜主应立即将动物隔离到规定隔离场(区),分开饲养,限制移动,并按规定及时报告。然后对确诊患病动物进行处置。

确诊为布鲁氏菌病的家畜,县级或县级以上人民政府应组织有关部门采取扑杀、消毒、无害化处理、隔离受威胁畜群、流行病学调查等措施。根据布鲁氏菌病疫情情况和畜群受布鲁氏菌病威胁程度,兽医部门可对受威胁易感动物实施紧急免疫。布鲁氏菌病暴发流行时,要启动相应应急预案。

17. 家畜患布鲁氏菌病后如何处理

各地辖区内的畜牧兽医部门按照《布鲁氏菌病防治技术规范》进行扑杀和消毒隔离等工作。同时,按照《病死及病害动物无害化处理技术规范》规定对病畜尸体及其流产胎儿、胎衣、排泄物、乳以及乳制品等进行无害化处理,指导养殖场户做好相关人员的消毒防护工作,对感染布鲁氏菌病牛羊污染的场所、用具、物品进行彻底清洗消毒,有效切断布鲁氏菌病传播途径。

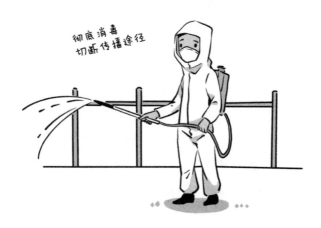

18. 病死的家畜、流产物应如何处理

对病死的家畜、流产物深埋在 1.5m 以下,所埋地

点应选在远离住宅、学校、公共场所、畜舍、饮用水源地。坑底撒一层厚度为 2～5cm 的生石灰或漂白粉等消毒药。在掩埋处理流产物时，要用不漏水的桶或其他容器运送，避免污染道路、草场及环境。也可采用焚烧法等进行无害化处理。

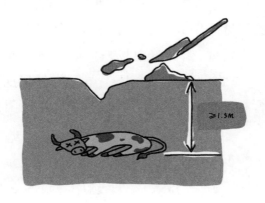

19. 如何提高牛羊养殖场防控管理水平

提倡科学养殖，大力发展规模化和小区养殖，养殖区与生活区要严格分开。扩群和引种过程中对家畜进行布鲁氏菌病检疫，阳性病畜要报当地畜牧兽医主管部门统一扑杀并进行无害化处理，做好日常环境消毒卫生与个人防护措施。在规定的布鲁氏菌病免疫区域内，对家畜实施疫苗免疫，提高畜群机体免疫水平，增强抗感染能力。严格实施定点屠宰和屠宰检疫，严惩私屠滥宰，确保动物源性产品安全。

20. 养殖者患布鲁氏菌病后如何处置自家养殖的牛羊

养殖户自身感染布鲁氏菌病后,应及时向当地兽医主管部门、动物卫生监督机构或动物疫病预防控制机构报告,尽快对自家养殖的牛羊进行布鲁氏菌病检测,并采取隔离控制措施,防止疫情扩散。不得私自出售或调运自家养殖的牛羊。

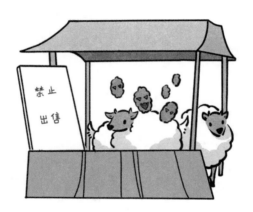

21. 布鲁氏菌病血清学阳性的家畜需要扑杀吗

根据《布鲁氏菌病防治技术规范》的相关规定,病畜和血清学(未免疫或免疫 18 个月以上动物或注射粗糙型疫苗的动物)或病原学阳性家畜全部扑杀。

22. **病畜的同群畜也需要扑杀吗**

　　病畜一旦确诊则需要立即扑杀进行无害化处理，与病畜同群的动物需要进行隔离检疫。在检疫期间进行间隔5～6周连续2次病原或者抗体检测。如果检疫全部为阴性可以继续正常饲养，如果检疫为阳性，需要扑杀处理。对于布鲁氏菌病二类和三类地区，必要时可扑杀同群牲畜。

23. **疑似病畜所产幼畜该如何处理**

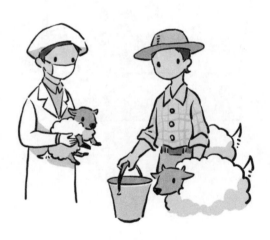

　　一般患病母畜第一胎会流产或者早产弱胎，流产的胎儿及所产的幼畜都要进行无害化处理。疑似患病母畜第二胎以后一般可以正常妊娠与生产。但

为防止母畜持续感染第二胎及以后胎次的幼畜,需要产后饲喂健康母畜的初乳及巴氏消毒奶,防止幼畜通过哺乳而感染布鲁氏菌病。同时,设立幼畜隔离舍,把幼畜彻底消毒后送至隔离舍,6个月后做间隔为5～6周的二次检疫,阴性者才可送入健康畜群饲养。

24. 病畜的同群畜隔离有什么要求

针对我国普遍存在的放牧和圈舍饲养两种饲养管理方式,可分别采用设置专用隔离圈舍区域和固定草场放牧进行隔离。原则上病畜专用隔离圈舍设在养殖场的下风口方向,与正常圈舍要有一定的距离,不要靠近圈舍主要通道。而划定的固定隔离用牧场需要远离居民点或人畜密集地区,远离交通要道,场地周围最好有自然屏障或人工栅栏,防止野生动物混入牧场造成新的疫病感染。牛、羊等不同种的病畜不宜混群饲养。

25. 为什么要对家畜进行布鲁氏菌病检疫

布鲁氏菌病检疫是控制动物布鲁氏菌病传染源的主要措施之一。一方面,可以及时检出患病家畜,查清疫情的程度和分布范围,掌握其流行规律和特点,

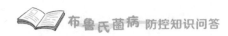

并为制定防控政策提供依据;另一方面,可以杜绝传染源的输出和输入,保护布鲁氏菌病净化地区不受污染,实现区域内布鲁氏菌病净化。

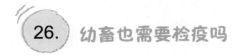

26. 幼畜也需要检疫吗

由于幼畜对布鲁氏菌有较强抵抗力,或幼畜带菌不易出现血清学反应等原因,被检疫的羊和猪应该包括未免疫的 5 个月以上的幼畜,被检疫的牛应该包括未经免疫的 8 个月以上的幼畜。

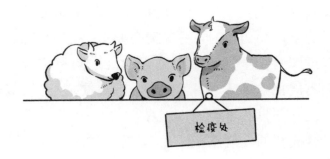

27. 家畜如何开展检疫

落实检疫申报制度,严格开展产地检疫工作,严格限制牛羊从布鲁氏菌病高风险区域向低风险区域流动,开展布鲁氏菌病免疫县(市、区)的牛羊不得调入已在本省（区）备案的不实施布鲁氏菌病免疫的县（市、区）。非布鲁氏菌病疫区家畜在出售或运出前,应就地隔离并进行检疫。如检疫后全部家畜均为阴性,则允许运出产地;若检出阳性家畜,应淘汰处理,其余家畜进行复检,直到全部为阴性反应方可运出。

28. 接种过布鲁氏菌病疫苗的健康畜在外运时是否需要检疫

一类地区免疫的牛羊,在免疫 45 天后可以凭产地检疫证明在一类地区跨省流通。其中,禁止免疫县（市、区）牛羊向非免疫县（市、区）调运,免疫县（市、区）牛羊的调运不得经过非免疫县（市、区）。二类地区免疫场群的牛羊禁止转场饲养。

29. 新购入、调入家畜隔离多长时间可与当地健康畜混群

异地调运的动物,必须来自非疫区。调入后应隔离饲养 30 天,调入奶用或种用家畜,必须隔离 45 天,并经过两次布鲁氏菌病检测,其结果全部为阴性后,可与当地健康家畜混群。如检出布鲁氏菌病血清学阳性,应作淘汰处理,其余阴性家畜再做两次检测,全部阴性时可视为健康家畜,可混群饲养。从不同地区

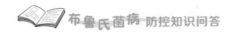

同时购入的家畜,在未经检疫合格之前,不能放在同群内饲养。

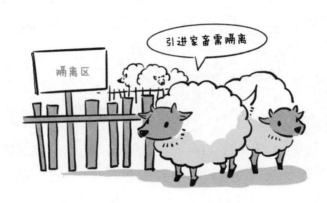

30. 家畜需要预防接种吗

我国布鲁氏菌病防控执行分区防控策略。在规定的一类区域内,在检测、扑杀无害化处理阳性畜的基础上,除奶用、种用家畜外,以场群备案方式实施家畜免疫接种;在规定的二类地区,除奶用、种用家畜外,以场群申请审批方式实施家畜免疫接种;在三类地区,禁止免疫。

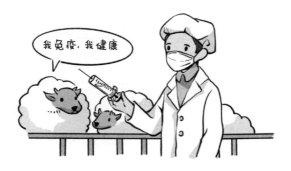

31. 种畜可以接种布鲁氏菌病活疫苗吗

在全国范围内,种畜禁止免疫,实施监测净化。

32. 奶畜可以接种布鲁氏菌病活疫苗吗

一类地区奶畜原则上不免疫。发现阳性奶畜的养殖场可向当地县级以上畜牧兽医主管部门提出免疫申请,经县级以上畜牧兽医主管部门报省级畜牧兽医主管部门备案后,以场群为单位采取免疫措施。二类地区和净化区奶畜禁止免疫。

33. 如何对家畜开展布鲁氏菌病日常监测

根据《国家布鲁氏菌病防治计划(2016—2020)》的相关要求,对于免疫牛羊,当地动物疫病预防控制机构按照调查流行率的方式抽样检测免疫抗体,结合免疫档案,了解布鲁氏菌病免疫实施情况;对于非免疫牛羊,当地动物疫病预防控制机构对所有种畜和奶畜每年至少开展1次检测。对其他牛羊每年至少开展1次抽检,发现阳性畜的场群应进行逐头检测;对于早产、流产等疑似病畜,当地动物疫病预防控制机构及时采样开展布鲁氏菌病血清学和病原学检测,发现阳性畜的,应当追溯来源场群并进行逐头检测。

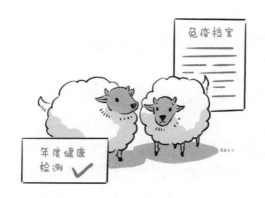

34. 家畜进行布鲁氏菌病检测常用哪些实验方法

目前兽医实验室常用的布鲁氏菌病检测方法主要有虎红平板凝集试验、试管凝集试验、全乳环试验、补体结合试验、胶体金试验、酶联免疫吸附试验(竞争法、间接法）、荧光偏振试验等血清学检测方法。由于操作布鲁氏菌病原具有较高的生物安全风险，显微镜检查、细菌分离培养等病原学检测需要在特定生物安全三级的实验室中开展。

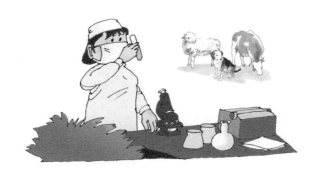

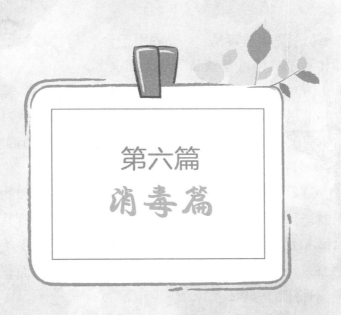

第六篇

消毒篇

1. 常用消毒方法有哪些

（1）喷雾消毒法：一般适用于台（桌）面、地面、墙面和易于喷洒可及物品等的表面消毒。

（2）浸泡消毒法：一般适用于防护服、器具、器件等物品的消毒。常用的消毒剂有：0.2% 苯扎溴铵（新洁尔灭）、0.2%～0.5% 过氧乙酸、1：100 的 84 消毒液、2%～3% 的火碱等。

（3）紫外线灯消毒法：用紫外线灯对空气和物体表面进行消毒。在室内安装紫外线灯消毒时，灯管与地面相距不超过 2m，被消毒物表面与灯管相距不超过 1m。紫外线灯的功率，按每 0.5～1m² 房舍面积计算，不得低于 4W/m²。

（4）熏蒸消毒法：甲醛和高锰酸钾按 2：1 混合，即每立方米 40% 甲醛（福尔马林）水溶液 30ml，加入高锰酸钾 15g 发生反应，产生气体，一般在密闭环境下熏蒸过夜而起到杀灭布鲁氏菌的目的。消毒用容器应选择瓷质容器，熏蒸中注意人员防护，并防止火灾发生。

（5）火焰消毒法：实验室器件、器具及废弃物品可以直接焚烧或用火焰枪消毒。

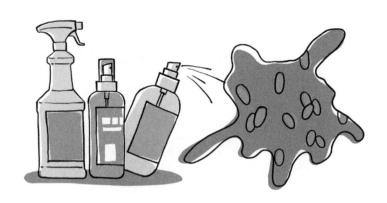

 2.　布鲁氏菌对哪些物理、化学因素敏感

布鲁氏菌对阳光或紫外线较为敏感。直射光 4 小时就可以将其杀灭,在散射光下可存活 7～8 天;紫外线直射 5～10 分钟可以将其杀灭,紫外线斜射 10～30 分钟可以将其杀灭。

布鲁氏菌对热非常敏感,特别是对湿热更敏感,湿热 60 ℃能存活 15～30 分钟,湿热 100 ℃能存活 1～4 分钟。干热 60～70 ℃能存活 60～75 分钟,干热 100 ℃能存活 7～9 分钟。

布鲁氏菌对常用化学消毒剂都很敏感,0.2% 的苯扎溴铵(新洁尔灭)30 秒钟就能将其杀灭,5% 的石炭酸 5～10 分钟就能将其杀灭,0.1% 含氯消毒液和 0.2%～2.5% 的漂白粉 2～5 分钟就能将其杀灭。

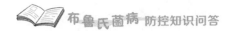

值得注意的是布鲁氏菌对肥皂液不很敏感,在2%的肥皂水中能存活 20 分钟以上。所以,用一般肥皂水洗手起不到消毒作用,需要用专用消毒肥皂才能起到消毒作用。

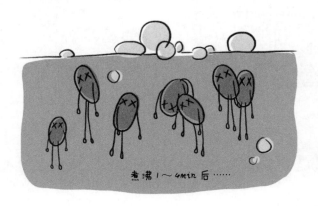

3. 人畜饮用水如何消毒处理

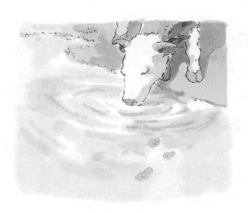

城市集中供水和农村封闭式深井供水(自来水)

一般已经经过用含氯消毒剂的消毒,有效氯含量达到饮用水标准,家畜可直接饮用,人饮用需煮沸。由江河水、小溪水、天然蓄水池水作为供水水源的,需在水桶或水缸水中加入漂白粉(或含氯消毒剂)进行消毒,再经自然沉淀后,家畜可直接饮用,人饮用还需煮沸。

4. 家畜的粪便应如何进行消毒处理

家畜的棚圈易于布鲁氏菌繁殖,必须及时清理家畜粪便,保持圈舍清洁非常重要。将清理出的粪便进行堆积发酵,然后施放到田间是优质的农家肥。如有畜间布鲁氏菌病疫情发生时,可对圈舍用漂白粉或其他含氯消毒剂进行喷雾消毒,以浸透粪便层为准。

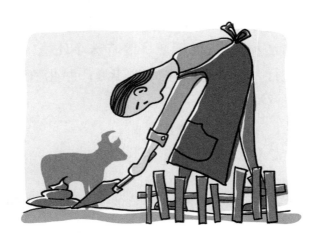

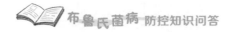

5. 污染的场所及物品应如何进行消毒处理

对于被污染的地面,可用 10%～20% 生石灰或 0.1% 的含氯消毒剂对其进行喷洒消毒。对被污染的菜板(案)、器具物品和衣物等可用开水冲洗、或用 0.2% 的苯扎溴铵(新洁尔灭)或 0.2% 的含氯消毒剂进行喷洒消毒,消毒后用清水清洗,自然晾干方可继续使用。

6. 养殖场环境是否需要定期消毒

对关键操作场所及使用过的物品、器皿、器具、挤奶设备等每天进行清洁和消毒。对动物活动场小环境每周应进行一次清洁和消毒;对全场环境每月应进行一次清洁和消毒;对于产房等特殊小环境,每产一胎次应进行一次清洗和消毒,对于流产胎儿和母畜周围环境进行消毒。

7. 养殖场的消毒如何进行

可按不同需要选择不同的消毒方法,常用的方法有:

（1）机械性清除：用机械的方法，如清扫、洗刷、通风等清除病原体。

（2）物理消毒法：利用紫外线、干热、湿热、焚烧等物理方法杀灭致病菌（病毒）等，如紫外线灯、阳光暴晒、熏蒸消毒、蒸汽消毒、焚烧污物等。

（3）化学消毒法：即用化学消毒药品进行消毒，杀灭致病菌（病毒）等。

（4）生物热消毒法：利用微生物发酵产生的热量杀灭致病菌（病毒）等，主要用于粪便的无害化处理。

 8. 家畜养殖场有哪些管理措施

为预防布鲁氏菌病的发生和传播，养殖场内家畜的管理有以下几个方面：

（1）饲养家畜应采取圈养方式，尽可能避免人与畜的直接接触，减少布鲁氏菌感染机会。

（2）人畜分居，无论是成畜还是幼畜，都不要放入人的居室内饲养。牧区在产羔、产犊季节千万不要把家畜放在毡房内，小孩不要和羔羊与犊牛玩耍。

（3）建有相对独立的产羔室或者产房并制订消毒制度和操作规程。产房一般宜建于下风口，远离生活区。养殖场和养畜专业户在专用产房内接生，产房室内应备有专用的防护服、口罩、胶靴、工作服、消毒液、肥皂、面盆、毛巾等，禁止接生人员、兽医等裸手操作，操作后对手臂、工作服、胶靴等进行严格的消毒。

（4）结合当地常见动物疫病与养殖场流行情况制定合理的免疫程序与疾病预防计划。及时注射疫苗；及时隔离染病的动物与可疑动物并做好消毒；及时对染病动物进行扑杀。

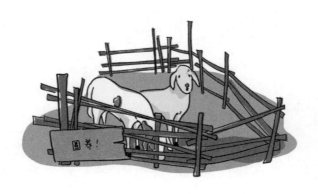

9. 养殖场常用什么消毒剂

消毒是养殖场为避免动物疫病发生和传播的主要措施之一,原则上养殖场每天都需要进行消毒。但一般养殖场不具备相应的喷淋设施,所以比较可行的是定期场地消毒和疑似有污染时的及时性消毒。

养殖场常用的消毒剂有:0.2% 苯扎溴铵(新洁尔灭)、3% 火碱溶液、3%～5% 来苏尔溶液、0.1% 次氯酸钠、0.2% 百毒威、0.1% 过氧乙酸、3% 漂白粉、20% 石灰乳等。

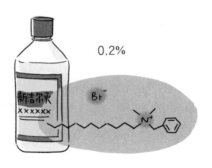

10. 养殖场消毒有哪些注意事项

养殖场消毒应严格按照消毒操作规程做好人员防护、消毒剂的稀释配制及具体清洁与消毒工作。要准确配制消毒剂的浓度和保证消毒作用时间,以达到较

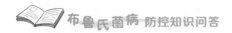

好的消毒效果。消毒同时,一定要尽量避免消毒剂污染周围环境。

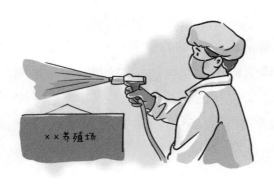

 11. **发生布鲁氏菌病疫情有哪些消毒措施**

发生布鲁氏菌病的疫情时,应对疫点的生活、工作环境和所使用过的器具、物品进行彻底的消毒处理,对区域内所有家畜进行检测,阳性的家畜应进行扑杀并进行无害化处理,对家畜养殖或活动范围的环境应进行一次彻底的终末消毒。

12. **奶和奶制品应如何消毒**

对奶及奶制品的消毒,可分为巴氏消毒法和超高温杀菌法两种:

（1）巴氏消毒法：将奶加热到 65～75℃，保持 30 分钟后急速冷却到 4～5℃；也可将奶加热到 75～90℃，保持 15～16 秒后急速冷却，既可杀灭致病菌又达到杀菌效果。

（2）超高温杀菌法：将奶加热到 135～140℃保持 3～4 秒，即可杀灭致病菌，杀菌效率更高。

正规的乳制品生产企业是利用专业设备，经过巴氏杀菌、高温杀菌、瞬间灭菌技术生产的鲜奶，可以即开即食。

如果是自己家里的牛羊奶，饮用之前一定要"煮三沸"或保持煮沸状态 3～5 分钟。一般牛羊奶比较黏稠，沸点低，所以加热时等到冒泡离开火源，等泡沫下去后再加热，如此三番才可以安全饮用。

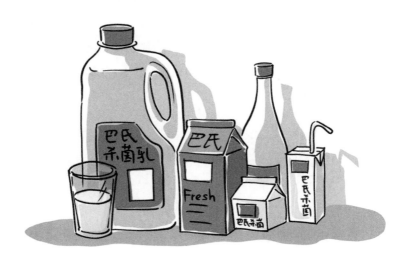

13. 皮毛用品应如何进行消毒

对干皮毛,一般采用环氧乙烷气体熏蒸消毒法。方法是将皮毛放置在密闭的消毒库或特制的聚氯乙烯密闭篷幕内,码放成垛型,高度不超过 2m,各行间保持适当距离,以利于气体穿透和人员操作。然后按 $400\sim700g/m^3$ 的用量导入环氧乙烷(对炭疽芽孢污染的物品,用药量为 $800\sim1\ 700g/m^3$)。篷内湿度为 $30\%\sim50\%$,温度为 $25\sim40℃$,熏蒸 48 小时。消毒结束后,打开封口,通风 1 小时。此法消毒对皮毛质量基本无影响。

对于湿皮毛,可采用盐酸食盐溶液浸泡消毒法。方法是按 100ml、15% 的食盐水溶液中加入 1ml 盐酸的比例配制消毒液,皮张与消毒液之比为 1∶4,在 15℃ 条件下浸泡 48 小时。然后捞出沥干,再放入 1% 的氢氧化钠溶液中浸泡,以中和皮张上的酸,再用清水冲洗后晾干。

14. 屠宰场(厂)、屠宰点怎样防止布鲁氏菌病传播

被宰的动物进入屠宰场(厂)、屠宰点时,应具备有效的动物检疫合格证明,标识符合国家规定。严禁

宰杀病畜,畜产品加工企业也严禁加工和销售病畜的肉、乳等。一旦发现布鲁氏菌病病畜时,应采取焚烧或深埋等无害化处理措施。屠宰场(厂)、屠宰点和畜产品加工厂应经常进行消毒和清扫,及时处理污水、污物和下脚料等,做好工作间个人防护和通风换气。

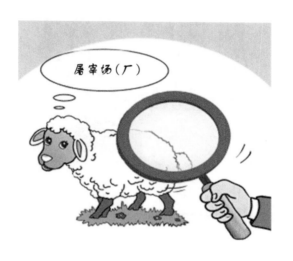

15. 屠宰场(厂)、屠宰点消毒时应注意些什么

(1)屠宰场工作人员进入屠宰场(厂)、屠宰点前应做好消毒,穿着防护隔离服、戴手套、穿胶靴,进入时需踩踏入消毒池(池内消毒液需每天重新配制,深度保持在 10cm 以上)进行消毒,以免将致病菌带入宰杀场内。

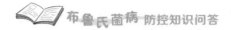

（2）屠宰场地每日在宰前、宰后各消毒一次；屠宰或工具（刀、钩等）彻底消毒后才能继续使用。

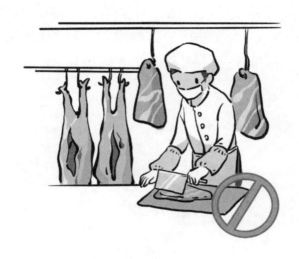

16. 人员接触到污染物后如何进行消毒

在接生胎儿、处理胎衣及流产物或接触其他污染物后，可先用消毒肥皂，清洗接触部位，用手刷将指甲缝、指尖、指关节等部位刷洗，然后，将手浸入 0.2% 苯扎溴铵（新洁尔灭）溶液或 75% 酒精中浸泡 3～5 分钟，也可以用 3% 来苏尔消毒液进行接触部位消毒。

裸手接触过可疑污染物后，应该立即用 75% 酒精对手消毒处理。同时对接触的物品用 75% 酒精擦拭或用 0.2% 苯扎溴铵（新洁尔灭）溶液浸泡 30 分钟。

17. **防护用品常用什么方法消毒**

工作服、口罩、帽子可采用煮沸、流通蒸汽、高压蒸汽以及84消毒液、漂白粉、二氯异氰尿酸钠溶液、苯扎溴铵（新洁尔灭）溶液浸泡或紫外线照射等方法消毒；橡胶手套、胶靴等可用84消毒液、漂白粉溶液浸泡。如条件许可,太阳暴晒3～4小时也是一个很好的消毒方法。

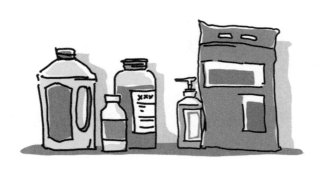

18. **重点场所为什么要实施湿式清扫和消毒**

湿式清扫是利用洗涤液（一般为水）与含尘气体充分接触,将尘粒洗涤下来而使空气净化的方法。特别适宜于处理高温、高湿、易燃、易爆的含尘气体。实验台面、物体表面每天湿抹一次,一台面使用一抹布,用后消毒,遇有污染时物体表面应及时消毒;地面湿式清扫,每日两次,遇污染时即刻清扫和消毒。

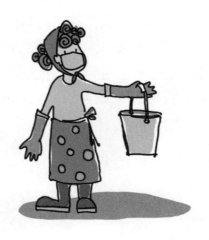

19. 布鲁氏菌病实验室如何进行日常消毒

（1）实验室内常备有 75% 酒精、消毒池、消毒缸、喷雾器,并备有足量的 0.2% 苯扎溴铵（新洁尔灭）消毒液等。

（2）实验室使用前后应开启紫外线消毒装置进行空气消毒,照射时间不低于 30 分钟。

（3）进行病原学试验操作时,用 0.2% 苯扎溴铵溶液浸湿垫巾铺在工作台面上。工作结束后,用 0.2% 苯扎溴铵溶液擦拭台面,将垫巾和废弃物一起浸泡在盛有 0.2% 苯扎溴铵溶液的消毒缸内浸泡 12 小时以上,或直接进行高压消毒,再按医疗废物处理。

(4)实验用器皿、玻璃、搪瓷、不锈钢制品等,用 0.2% 苯扎溴铵浸泡 12 小时以上。

 20. 发生实验室意外事故时如何进行紧急处理

(1)菌液外溢:在台面、地面和其他表面,应用纱布覆盖并吸收外溢物,向纱布上倾倒 0.2% 苯扎溴铵(新洁尔灭)溶液,并立即覆盖周围区域,作用 30 分钟后,将所处理物置于高压灭菌锅中高压灭菌。

(2)化学污染:立即用流动清水冲洗被污染部位,立即到急诊室就诊,根据造成污染的化学物质的不同性质用药。

(3)针刺伤、玻璃碎片扎伤:立即用力捏住受伤部位,向离心方向挤出伤口的血液,不可来回挤压,同时用流动水冲洗伤口。用 75% 酒精消毒伤口,并用防水敷料覆盖,意外受伤后必须在 12 小时内向实验室负责人汇报。

(4)皮肤、黏膜、角膜被污染:应立即用肥皂和流动水冲洗。及时到急诊室就诊请专科医生诊治。

在事件发生后,应及时向实验室负责人汇报。

第七篇

政策篇

1. 布鲁氏菌病的综合防制措施是什么

因地制宜,贯彻"预防为主,防治结合"的基本方针。对畜间免疫、检疫、淘汰并无害化处理病畜及其产品,对居民进行科普宣传、干预防护为主导的综合性防制措施,加强卫生与畜牧部门的合作。

2. 预防和控制布鲁氏菌病的基本方针是什么

预防和控制布鲁氏菌病必须贯彻"预防为主,防治结合"的基本方针。依据《中华人民共和国传染病防治法》和《中华人民共和国动物防疫法》等法律法规,突出政府行为,坚持部门协作,依靠科学,动员全社会参与,来达到预防、控制和消除布鲁氏菌病的目的。

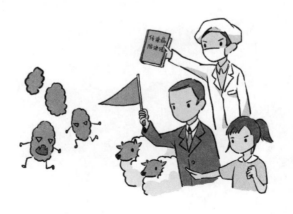

3. 预防布鲁氏菌病的原则是什么

当前,我国采用预防布鲁氏菌病的原则是:坚持预防为主的方针,坚持依法防治、科学防治,建立和完善"政府领导、部门协作、全社会共同参与"的防治机制,采取因地制宜、分区防控、人畜同步、区域联防、统筹推进的防治策略,逐步控制和净化布鲁氏菌病。

4. 人间布鲁氏菌病防治策略是什么

全国范围内开展布鲁氏菌病监测工作,做好布鲁氏菌病病例的发现、报告、治疗和管理工作。及时开展疫情调查处置,防止疫情传播蔓延。加强基层医务人员培训,提高诊断水平。一类地区重点开展高危人群筛查、健康教育和行为干预工作,增强高危人群自

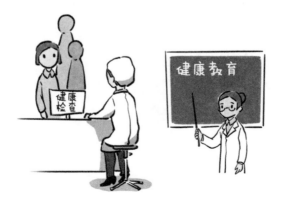

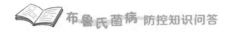

我保护意识、提高患者就诊及时性。二、三类地区重点开展疫情监测,发现疫情及时处置,并深入调查传播因素,及时干预,防止疫情蔓延。

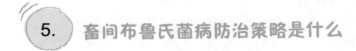

5. 畜间布鲁氏菌病防治策略是什么

种畜禁止免疫,实施监测净化;奶畜原则上不免疫,实施检测和扑杀为主的措施。一类地区采取以免疫接种为主的防控策略。二类地区采取以监测净化为主的防控策略。三类地区采取以风险防范为主的防控策略。

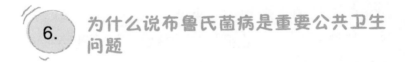

6. 为什么说布鲁氏菌病是重要公共卫生问题

因为布鲁氏菌病既影响人的身体健康,又影响畜牧业发展和社会稳定,还可以危及食品安全,造成严重的经济损失,已经成为全球特别是发展中国家所面临的重要公共卫生问题之一。

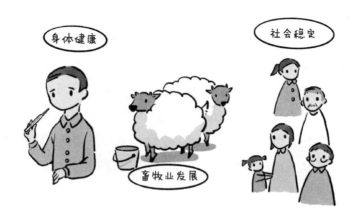

7. 布鲁氏菌病防控工作具体是由哪些部门负责实施的

布鲁氏菌病是在各级政府的统一部署和领导下，农业农村、卫生健康、市场监管、检验检疫、公安、铁路、交通等部门密切协作，把布鲁氏菌病防治工作纳入各级政府工作议事日程和部门工作计划中去，作为目标任务，统一部署，统一规划，各司其职，各负其责，切实落实各项防控措施。

8. 如何做好布鲁氏菌病防控经费的保障

进一步完善"政府投入为主、分级负责、多渠道筹资"的经费投入机制。各级农业农村、卫生健康部门要加强与发展改革、财政、人力资源和社会保障等有关部门沟通协调,积极争取布鲁氏菌病防治工作支持政策,将布鲁氏菌病预防、控制、净化和人员生物安全防护所需经费纳入本级财政预算。协调落实对国家从事布鲁氏菌病相关研究人员和兽医防疫人员卫生津贴政策。同时,积极争取社会支持,广泛动员相关企业、个人和社会力量参与,实现群防群控。

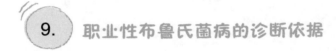

9. 职业性布鲁氏菌病的诊断依据

根据《中华人民共和国职业病防治法》和 GBZ 227—2017《职业性传染病诊断标准》进行诊断。

10. 确定职业性布鲁氏菌病需要遵循什么原则

承担职业病诊断的医疗卫生机构进行职业病诊断。职业性布鲁氏菌病要有明确的因果关系或剂量–反应关系;有一定数量的暴露人群;有可靠的医学认定方法;通过限定条件可明确界定职业人群和非职业人群;患者为特定职业人群,即存在特异性。

11. **牲畜及产品加工相关企业是否应安排从业者岗前体检**

应该安排从业者在上岗前进行职业健康检查和布鲁氏菌病抗体检测。

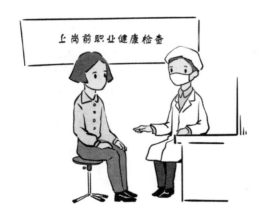

12. **针对布鲁氏菌病，家畜的调运应注意什么**

调运家畜，尤其是跨越县境调运家畜时，应当在组织地所在的农业农村部门的指导下进行严格检疫，不得私自交易和调运，调运家畜必须具备检疫证或免疫证。在调运过程中注意动物的抗应激处理,防止动物因为长途运输而增加对疫病的易感性。车辆在运输前要进行彻底的清洗与消毒,防止运输的家畜被感染。

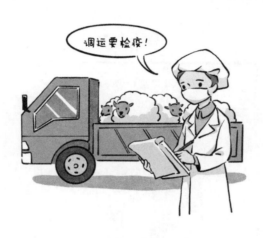

13. 生鲜奶销售加工有什么规定

国家《乳品质量安全监督管理条例》等相关法规、标准,对生鲜乳的生产、收购、贮存、运输和出售活动都有明确的法律规定。生鲜乳应冷藏,超过2小时未冷藏的生鲜乳不得销售。生鲜奶作为乳制品生产的原奶,其收购实行行政许可和集中定点收购,任何单位和个人不得擅自加工生鲜乳对外销售。乳品企业应在生鲜奶收购过程中,加强质量检查力度,全面监控,保证收购生鲜奶的质量安全。

　　未经消毒的牛羊奶不得进入市场销售,更不能直接饮用。

14. **我国法律法规对于布鲁氏菌病家畜的处理有哪些要求**

　　《中华人民共和国动物防疫法》规定患布鲁氏菌病的动物,任何单位和个人不准藏匿、转移、私自买卖,应由专业人员负责扑杀和无害化处理。

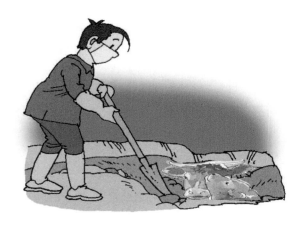

附件

布鲁氏菌病防控歌

作者:范锁平、杨学明(中国地方病协会)

布病危害大,防控靠大家;

人畜共患病,传播可暴发。

早诊是关键,症状须明辨;

乏力关节痛,发热又出汗。

治疗要尽早,贻误不得了;

一旦转慢性,病痛难治好。

牢记传染源,羊牛猪狗全;

生肉及内脏,熟食保平安。

自产生鲜奶,一定要煮开;

巴氏灭菌奶,要到超市买。

家畜养殖户,务必做防护;

人工剪羊毛,手套要牢固。

兽医屠宰工,病畜常接触;

穿戴防护服,严格做消毒。

检出阳性畜,捕杀莫踌躇;

接羔流产物,焚烧别含糊。

行业定规章,布病可预防;

阻断传染源,除病保安康。

28检